Verde y Delicioso

El Arte de las Ensaladas Creativas

Carla Sánchez

Indice

Ensalada De Pollo De Cleopatra 10
Ensalada tailandesa-vietnamita 12
Ensalada Cobb Navideña 14
Ensalada de patatas verdes 17
Ensalada De Maíz Quemado 20
Ensalada de repollo y uva 22
Ensalada de cítricos 24
Ensalada de frutas y lechuga 26
Ensalada de manzana y lechuga 28
Ensalada de frijoles y pimientos 30
Ensalada de zanahoria y dátiles 32
Aderezo cremoso para ensalada de pimientos 33
ensalada hawaiana 35
Ensalada De Maíz Quemado 37
Ensalada de repollo y uva 39
Ensalada de cítricos 41
Ensalada de frutas y lechuga 43
Ensalada de pollo al curry 45
Ensalada de espinacas con fresas 47
Ensalada de col dulce en el restaurante 49
Ensalada Clásica De Macarrones 51
Ensalada de peras con Roquefort 53
Ensalada de atún de Barbie 55
Ensalada De Pollo Navideña 57

ensalada de frijoles mexicana 59

Ensalada de pasta ranchera con tocino y 61

Ensalada de patatas de piel roja 63

Ensalada de frijoles negros y cuscús 65

Ensalada De Pollo Griega 67

Ensalada de pollo elegante 69

Ensalada de pollo al curry con frutas 71

Maravillosa ensalada de pollo al curry 73

Ensalada picante de zanahoria 75

Ensalada asiática de manzana 77

Ensalada de calabaza y orzo 79

Ensalada de berros con frutas 81

Ensalada Cesar 83

Ensalada De Pollo Y Mango 85

Ensalada de naranja con mozzarella 87

Ensalada de tres frijoles 89

Ensalada de miso y tofu 91

Ensalada de rábano japonés 93

Cobb del suroeste 95

Pasta capresse 97

Ensalada de trucha ahumada 99

Ensalada De Huevo Con Frijoles 101

Ensalada Ambrosio 102

Ensalada de cuña 104

ensalada de chile español 106

ensalada de mimosa 108

Waldorf clásico 110

Ensalada de guisantes de carita 112

Ensalada de verduras con queso suizo 114

Sabrosa ensalada de zanahoria 116

Ensalada de verduras marinadas 118

Ensalada De Maíz Colorido Asado 120

pepino cremoso 122

Ensalada de champiñones y tomates marinados 124

Ensalada De Frijoles 126

Ensalada de remolacha y ajo 128

Maíz Marinado 129

Ensalada De Guisantes 131

Ensalada de nabos 133

Ensalada de manzana y aguacate 135

Ensalada De Maíz, Frijoles Y Cebolla 137

ensalada de verduras italiana 139

Ensalada De Pasta Con Mariscos 141

Ensalada De Verduras A La Parrilla 143

Deliciosa ensalada de maíz de verano 145

Ensalada crujiente de guisantes con caramelo 147

Ensalada Mágica De Frijoles Negros 149

Deliciosa ensalada griega 151

Increíble ensalada tailandesa de pepino 153

Ensalada de tomate y albahaca rica en proteínas 155

Ensalada rápida de aguacate y pepino 157

Deliciosa ensalada de orzo y tomate con queso feta 159

Ensalada inglesa de pepino y tomate 161

Ensalada de berenjenas de la abuela 163

Ensalada de zanahoria, tocino y brócoli 165

Ensalada de pepino y tomate con crema agria 167

Ensalada de tortellini de tomate 169

Brócoli y tocino en aderezo de mayonesa 172

Ensalada de pollo con crema de pepino 174

Verduras con vinagreta de rábano picante 176

Ensalada De Guisantes Dulces Y Pasta 178

Ensalada de pimientos de colores 180

Ensalada de pollo, tomates secos y piñones con queso 182

Ensalada de tomate y mozarella 184

Ensalada picante de calabacín 186

Ensalada de tomate y espárragos 188

Ensalada de pepino con menta, cebolla y tomate 190

Adas Salatas 192

Ajvar 194

Bakdoonsiyyeh 196

Causa Rellena 197

Curtido 199

Gado Gado 201

Hobak Namul 203

Horiatiki Salata 205

Kartoffelsalat 207

Kvashenaya Kapusta Provansal 209

Ensalada De Pollo Waldorf 210

Ensalada de lentejas con aceitunas, excelente y queso feta. 212

Ensalada tailandesa con ternera a la parrilla 214

ensalada americana 216

Ensalada De Pollo De Cleopatra

Ingredientes

1 ½ pechugas de pollo

2 cucharadas. aceite de oliva virgen extra

1/4 cucharadita hojuelas rojas trituradas

4 dientes de ajo machacados

1/2 taza de vino blanco seco

1/2 naranja, en jugo

Un puñado de perejil de hoja plana cortado en rodajas

Sodio grueso y pimienta negra.

Método

Calienta un paquete grande antiadherente en la estufa. Añade el aceite de oliva virgen extra y calienta. Agrega el impulso triturado, los dientes de ajo machacados y las pechugas de pollo. Saltee las pechugas de pollo hasta que estén bien doradas por todos lados, aproximadamente de 5 a 6 minutos. Deje que el líquido se cocine y los filetes se cocinen durante unos 3 a 4 minutos más, luego retire la sartén del fuego. Exprima jugo de limón recién exprimido sobre las aves y sirva con perejil en polvo y sal al gusto. Servir inmediatamente.

¡Disfrutar!

Ensalada tailandesa-vietnamita

Ingredientes

3 lechugas latinas, picadas

2 tazas de plántulas de vegetales frescos, cualquier variedad

1 taza de daikon o rábanos rojos perfectamente cortados

2 tazas de guisantes

8 cebollas verdes, cortadas al bies

½ pepino sin semillas, cortado por la mitad a lo largo

1 litro de tomates uva amarillos o rojos

1 cebolla morada, en cuartos y en rodajas muy perfectas

1 selección de excelentes resultados frescos y recortados

1 selección de resultados de albahaca fresca, recortada

2 paquetes de 2 onzas de nueces en rodajas, que se encuentran en el pasillo de horneado

8 tostadas de almendras o tostadas de anís, cortadas en trozos de 1 pulgada

1/4 taza de salsa de soja oscura tamari

2 cucharadas. aceite vegetal

4 a 8 chuletas de ave finas según el tamaño

Sal y pimienta negra fresca del suelo.

1 libra de mahi mahi

1 lima madura

Método

Mezcle todos los ingredientes en un tazón grande y sirva frío.

¡Disfrutar!

Ensalada Cobb Navideña

Ingredientes

Spray antiadherente para preparación de alimentos

2 cucharadas. jarabe de nuez

2 cucharadas. azúcar moreno

2 cucharadas. Sidra

1 libra de harina de jamón, completamente lista, cortada en cubitos grandes

½ libra de granos de pajarita, cocidos

3 cucharadas bonitos pepinillos en rodajas

lechuga bibb

½ taza de cebolla morada rebanada

1 taza de queso gouda finamente picado

3 cucharadas hojas de perejil fresco en rodajas

Vinagreta, la fórmula es la siguiente

Frijoles orgánicos marinados:

1 libra de guisantes, reducidos y cortados en tercios

1 taza ajo rebanado

1 taza copos rojos

2 cucharadas. aceite de oliva virgen extra

1 taza vinagre blanco

Pizca de sal

Pimienta negra

Método

Precaliente la estufa a 350 grados F. Aplique aceite en aerosol antiadherente a la fuente para hornear. En un plato mediano, combine el almíbar de nueces, la glucosa marrón y la sidra de manzana. Agrega el jamón y mezcla bien. Coloque la mezcla de jamón en la fuente para hornear y cocine hasta que esté caliente y el jamón adquiera un poco de color, aproximadamente de 20 a 25 minutos. Retirar del horno y reservar.

Agrega el cereal, los pepinillos y el perejil al plato con el aderezo y revuelve para cubrir. Forre un plato de ofrenda grande con lechuga Bibb y agregue el grano. Coloque la cebolla morada, el gouda, los guisantes encurtidos y el jamón listo en filas encima del grano. Atender.

¡Disfrutar!

Ensalada de patatas verdes

Ingredientes

7 a 8 cebollas verdes, limpias, secas y cortadas en trozos, partes verdes y blancas

1 pequeña selección de cebollino, en rodajas

1 taza Sal kosher

Pimienta blanca recién molida

2 cucharadas. el agua

8 cucharadas aceite de oliva virgen extra

2 apios rojos del peso corporal, lavados

3 hojas de laurel

6 cucharadas vinagre negro

2 chalotes, pelados, cortados en cuartos a lo largo y en rodajas finas

2 cucharadas. mostaza cremosa de Dijon

1 cucharada. alcaparras en rodajas

1 taza líquido de alcaparras

1 manojo pequeño de estragón, picado

Método

En una licuadora, mezcle las chalotas y el cebollino. Sazonar con sal al gusto. Agrega agua y mezcla. Vierta 5 cucharadas. de aceite de oliva virgen extra por la parte superior de la licuadora lentamente y mezcle hasta que quede suave. Lleve el apio a ebullición en una cacerola con agua y reduzca el fuego a fuego lento. Sazona el agua con un toque de sal y añade las hojas de laurel. Cocine a fuego lento el apio hasta que esté tierno al pincharlo con la punta de una cuchilla, aproximadamente 20 minutos.

En un plato lo suficientemente grande como para contener el apio, combine el vinagre negro, las chalotas, la mostaza, las alcaparras y el estragón. Añade el resto del aceite de oliva virgen extra. Escurre el apio y desecha las hojas de laurel.

Coloca el apio en el plato y tritúralo con cuidado con las púas de un tenedor. Sazone cuidadosamente con boost y sodio y mezcle bien. Terminar añadiendo la mezcla de cebolletas y aceite de oliva virgen extra. Mezclar bien. Manténgalo caliente a 70 grados hasta que esté listo para servir.

¡Disfrutar!

Ensalada De Maíz Quemado

Ingredientes

3 mazorcas de maíz dulce

1/2 taza de cebollas rebanadas

1/2 taza de pimiento morrón rebanado

1/2 taza de tomates rebanados

Sal al gusto

para la vinagreta

2 cucharadas. Aceite de oliva

2 cucharadas. Zumo de limón

2 cucharadas. chile en polvo

Método

Las mazorcas de maíz se deben asar a fuego medio hasta que estén ligeramente carbonizadas. Después de asar, se deben quitar los granos de las mazorcas de maíz con un cuchillo. Ahora toma un bol y mezcla los granos, la cebolla picada, el pimiento morrón y los tomates con sal y luego deja el bol a un lado. Ahora prepara el aderezo para ensalada mezclando el aceite de oliva, el jugo de limón y el chile en polvo y refrigéralo. Antes de servir, vierte la vinagreta sobre la ensalada y sirve.

¡Disfrutar!

Ensalada de repollo y uva

Ingredientes

2 repollos rallados

2 tazas de uvas verdes cortadas por la mitad

1/2 taza de cilantro finamente picado

2 chiles verdes, picados

Aceite de oliva

2 cucharadas. Zumo de limón

2 cucharadas. Azúcar en polvo

Sal y pimienta para probar

Método

Para preparar el aderezo, toma en un bol aceite de oliva, jugo de limón con azúcar, sal y pimienta y mézclalos bien, luego refrigéralo. Ahora toma el resto de los ingredientes en otro bol, mezcla bien y reserva. Antes de servir la ensalada, agregue el aderezo frío y revuelva suavemente.

¡Disfrutar!

Ensalada de cítricos

Ingredientes

1 taza de pasta integral, cocida

1/2 taza de pimiento morrón rebanado

1/2 taza de zanahorias, blanqueadas y picadas

1 cebolla verde, en rodajas

1/2 taza de naranjas, cortadas en cuartos

1/2 taza de gajos de lima dulce

1 taza de brotes de frijol

1 taza de cuajada, baja en grasa

2-3 cucharadas hojas de menta

1 taza mostaza en polvo

2 cucharadas. Azúcar en polvo

Sal al gusto

Método

Para preparar el aderezo, añade en un bol la cuajada, las hojas de menta, la mostaza en polvo, el azúcar y la sal y mezcla bien hasta que el azúcar se disuelva. Mezcla el resto de los ingredientes en otro bol y déjalo reposar. Antes de servir, añade la vinagreta a la ensalada y sirve fría.

¡Disfrutar!

Ensalada de frutas y lechuga

Ingredientes

2-3 hojas de lechuga, cortadas en trozos

1 papaya, picada

½ taza de uvas

2 naranjas

½ taza de fresas

1 sandía

2 cucharadas. Zumo de limón

1 cucharada. Mi querido

1 taza Hojuelas de pimienta roja

Método

Tome el jugo de limón, la miel y las hojuelas de chile en un bol, mézclelos bien y reserve. Ahora toma el resto de los ingredientes en otro bol y mézclalos bien. Antes de servir, agrega la vinagreta a la ensalada y sirve inmediatamente.

¡Disfrutar!

Ensalada de manzana y lechuga

Ingredientes

1/2 taza de puré de melón

1 taza Semillas de comino tostadas

1 taza Cilantro

Sal y pimienta para probar

2-3 lechugas, cortadas en trozos

1 repollo rallado

1 zanahoria rallada

1 pimiento, cortado en cubos

2 cucharadas. Zumo de limón

½ taza de uvas, picadas

2 manzanas, picadas

2 cebollas verdes, picadas

Método

Tome los brotes, la lechuga, las zanahorias ralladas y el pimiento morrón en una cacerola y cúbralos con agua fría y llévelos a ebullición y cocine hasta que estén cocidos crujientes, esto puede tardar hasta 30 minutos. Ahora escúrrelas, átalas en un paño y refrigéralas. Ahora se deben tomar las manzanas con el jugo de limón en un bol y refrigerar. Ahora toma el resto de los ingredientes en un bol y mézclalos bien. Sirve la ensalada inmediatamente.

¡Disfrutar!

Ensalada de frijoles y pimientos

Ingredientes

1 taza de frijoles rojos, hervidos

1 taza de garbanzos, remojados y hervidos

Aceite de oliva

2 cebollas picadas

1 taza cilantro, picado

1 pimiento

2 cucharadas. Zumo de limón

1 taza chile en polvo

La sal

Método

Los pimientos se deben pinchar con un tenedor, untarlos con aceite y luego asarlos a fuego lento. Ahora remoja los pimientos en agua fría, luego retira la piel quemada y luego córtalos en rodajas. Mezclar el resto de los ingredientes con el pimiento y luego mezclarlos bien. Antes de servir, déjelo enfriar durante una hora o más.

¡¡Disfrutar!!

Ensalada de zanahoria y dátiles

Ingredientes

1 ½ tazas de zanahorias ralladas

1 cabeza de lechuga

2 cucharadas. almendras tostadas y picadas

Vinagreta de miel y limón

Método

Poner las zanahorias ralladas en una cacerola con agua fría y conservarlas durante unos 10 minutos, luego escurrirlas. Ahora hay que repetir lo mismo con la lechuga. Ahora toma las zanahorias y la lechuga junto con el resto de ingredientes en un bol y refrigéralo antes de servir. Sirve la ensalada espolvoreando con almendras tostadas y picadas.

¡¡Disfrutar!!

Aderezo cremoso para ensalada de pimientos

Ingredientes

2 tazas de mayonesa

1/2 taza de leche

El agua

2 cucharadas. Vinagre de sidra

2 cucharadas. Zumo de limón

2 cucharadas. queso parmesano

La sal

Un chorrito de salsa picante

Un chorrito de salsa inglesa

Método

Coge un bol grande, recoge en él todos los ingredientes y mézclalos bien para que no se formen grumos. Cuando la mezcla alcance la textura cremosa deseada, viértela en tu ensalada de frutas y verduras frescas, luego la ensalada con la vinagreta estará lista para servir. Este aderezo cremoso y picante de pimiento no solo combina bien con ensaladas, sino que también se puede servir con pollo, hamburguesas y sándwiches.

¡Disfrutar!

ensalada hawaiana

Ingredientes

Para la vinagreta de naranja

Una cuchara de sopa. Harina de maíz

Aproximadamente una taza de calabaza naranja

1/2 taza de jugo de naranja

Canela en polvo

para la ensalada

5-6 hojas de lechuga

1 piña, cortada en cubos

2 plátanos, cortados en trozos

1 pepino, cortado en cubos

2 tomates

2 naranjas, cortadas en cuartos

4 dátiles negros

Sal al gusto

Método

Para preparar la vinagreta, toma un bol y mezcla la maicena con el jugo de naranja, luego agrega la calabaza al bol y cocina hasta que la textura de la vinagreta espese. A continuación, se debe agregar canela en polvo y chile en polvo al tazón y luego refrigerar por unas horas. Luego prepara la ensalada, toma las hojas de lechuga en un bol y cúbrela con agua durante unos 15 minutos. Ahora se deben poner en un bol los tomates cortados en rodajas con los trozos de piña, manzana, plátano, pepino y gajos de naranja con sal al gusto y mezclarlos bien. Ahora agréguelo a las hojas de lechuga y luego vierta el aderezo frío sobre la ensalada antes de servir.

¡¡Disfrutar!!

Ensalada De Maíz Quemado

Ingredientes

Un paquete de mazorcas de maíz dulce.

1/2 taza de cebollas rebanadas

1/2 taza de pimiento morrón rebanado

1/2 taza de tomates rebanados

Sal al gusto

para la vinagreta

Aceite de oliva

Zumo de limón

chile en polvo

Método

Las mazorcas de maíz se deben tostar a fuego medio hasta que se quemen ligeramente, después de asar se deben quitar los granos de las mazorcas con un cuchillo. Ahora toma un bol y mezcla los granos, la cebolla picada, el pimiento morrón y los tomates con sal y luego deja el bol a un lado. Ahora prepara el aderezo para ensalada mezclando el aceite de oliva, el jugo de limón y el chile en polvo y refrigéralo. Antes de servir, vierte la vinagreta sobre la ensalada y sirve.

¡Disfrutar!

Ensalada de repollo y uva

Ingredientes

1 cabeza de repollo rallado

Aproximadamente 2 tazas de uvas verdes cortadas por la mitad

1/2 taza de cilantro finamente picado

3 chiles verdes, picados

Aceite de oliva

Jugo de limón, al gusto.

Azúcar glas, al gusto

Sal y pimienta para probar

Método

Para preparar el aderezo, toma en un bol aceite de oliva, jugo de limón con azúcar, sal y pimienta y mézclalos bien, luego refrigéralo. Ahora toma el resto de los ingredientes en otro bol y déjalo a un lado. Antes de servir la ensalada, agregue el aderezo frío y revuelva suavemente.

¡¡Disfrutar!!

Ensalada de cítricos

Ingredientes

Aproximadamente una taza de pasta integral, cocida

1/2 taza de pimiento morrón rebanado

1/2 taza de zanahorias, blanqueadas y picadas

Cebolleta. Triturado

1/2 taza de naranjas, cortadas en cuartos

1/2 taza de gajos de lima dulce

Una taza de brotes de soja

Aproximadamente una taza de cuajada, baja en grasas.

2-3 cucharadas hojas de menta

Mostaza en polvo, al gusto.

Azúcar en polvo, al gusto

La sal

Método

Para preparar el aderezo, añade en un bol la cuajada, las hojas de menta, la mostaza en polvo, el azúcar y la sal y mezcla bien. Ahora mezcla el resto de los ingredientes en otro bol y luego déjalo reposar. Antes de servir, añade la vinagreta a la ensalada y sirve fría.

¡¡Disfrutar!!

Ensalada de frutas y lechuga

Ingredientes

4 hojas de lechuga, cortadas en trozos

1 papaya, picada

1 taza de uvas

2 naranjas

1 taza de fresas

1 sandía

½ taza de jugo de limón

1 taza Mi querido

1 taza Hojuelas de pimienta roja

Método

Tome el jugo de limón, la miel y las hojuelas de chile en un bol, mézclelos bien y reserve. Ahora toma el resto de los ingredientes en otro bol y mézclalos bien. Antes de servir, añade la vinagreta a la ensalada.

¡Disfrutar!

Ensalada de pollo al curry

Ingredientes

2 pechugas de pollo deshuesadas y sin piel, cocidas y cortadas por la mitad

3 - 4 tallos de apio, picados

1/2 taza de mayonesa, baja en grasa

2-3 cucharadas polvo de curry

Método

Tome las pechugas de pollo cocidas, deshuesadas y sin piel con el resto de los ingredientes, el apio, la mayonesa baja en grasa, el curry en polvo en tazones medianos y mézclelos bien. Entonces, esta deliciosa y fácil receta está lista para servir. Esta ensalada se puede utilizar como relleno de sándwich con lechuga sobre pan.

¡¡Disfrutar!!

Ensalada de espinacas con fresas

Ingredientes

2 cucharadas. semillas de sésamo

2 cucharadas. Semillas de amapola

2 cucharadas. azucar blanca

Aceite de oliva

2 cucharadas. Pimenton

2 cucharadas. vinagre blanco

2 cucharadas. salsa inglesa

Cebolla picada

Espinacas, enjuagadas y cortadas en trozos

Un litro de fresas cortadas en trozos

Menos de una taza de almendras plateadas y blanqueadas

Método

Toma un tazón mediano; mezcle semillas de amapola, semillas de sésamo, azúcar, aceite de oliva, vinagre y pimentón con salsa inglesa y cebolla. Mézclalos bien y tápalo, luego congélalo durante al menos una hora. Tome otro tazón y mezcle las espinacas, las fresas y las almendras, luego vierta la mezcla de hierbas y luego refrigere la ensalada antes de servir durante al menos 15 minutos.

¡Disfrutar!

Ensalada de col dulce en el restaurante

Ingredientes

Una bolsa de 16 onzas de mezcla de ensalada de col

1 cebolla, picada

Menos de una taza de aderezo cremoso

Aceite vegetal

1/2 taza de azúcar blanca

La sal

Semillas de amapola

vinagre blanco

Método

Toma un tazón grande; mezcle la mezcla de ensalada de col y la cebolla. Ahora toma otro bol y mezcla el aderezo, el aceite vegetal, el vinagre, el azúcar, la sal y las semillas de amapola. Después de mezclarlos bien, agregue la mezcla a la mezcla de ensalada de col y cúbralos bien. Antes de servir la deliciosa ensalada, refrigérala por al menos una o dos horas.

¡Disfrutar!

Ensalada Clásica De Macarrones

Ingredientes

4 tazas de macarrones con codo, crudos

1 taza de mayonesa

Menos de una taza de vinagre blanco destilado

1 taza de azúcar blanca

1 taza Mostaza amarilla

La sal

Pimienta negra, molida

Una cebolla grande, finamente picada

Aproximadamente una taza de zanahorias ralladas

2-3 tallos de apio

2 chiles, picados

Método

Tome una cacerola grande y ponga un poco de agua con sal y déjela hervir, agregue los macarrones y cocínelos y déjelos enfriar durante unos 10 minutos, luego escúrralos. Ahora toma un bol grande y agrega vinagre, mayonesa, azúcar, vinagre, mostaza, sal y pimienta y mezcla bien. Una vez bien mezclado, agrega el apio, los pimientos verdes, los chiles, las zanahorias y los macarrones y vuelve a mezclar bien. Una vez que todos los ingredientes estén bien mezclados déjalo en el frigorífico al menos 4-5 horas antes de servir la deliciosa ensalada.

¡Disfrutar!

Ensalada de peras con Roquefort

Ingredientes

Lechuga, cortada en pedazos

Unas 3-4 peras, peladas y picadas

Una caja de Roquefort rallado o desmenuzado

Cebollas verdes, en rodajas

Aproximadamente una taza de azúcar blanca

1/2 lata de nueces pecanas

Aceite de oliva

2 cucharadas. vinagre de vino tinto

Mostaza, al gusto

Un diente de ajo

Sal y pimienta negra, al gusto.

Método

Toma una sartén y calienta el aceite a fuego medio, luego mezcla el azúcar con las nueces y sigue revolviendo hasta que el azúcar se derrita y las nueces estén caramelizadas, luego déjalas enfriar. Ahora coge otro bol y añade aceite, vinagre, azúcar, mostaza, ajo, sal y pimienta negra y mezcla bien. Ahora mezcle la lechuga, las peras y el queso azul, el aguacate y las cebolletas en un bol, luego agregue la mezcla del aderezo, luego espolvoree con las nueces caramelizadas y sirva.

¡¡Disfrutar!!

Ensalada de atún de Barbie

Ingredientes

Una lata de atún blanco

½ taza de mayonesa

Una cuchara de sopa. queso estilo parmesano

Pepinillo dulce, al gusto

Hojuelas de cebolla, al gusto.

Curry en polvo, al gusto

Perejil seco, al gusto.

Eneldo seco, al gusto

Ajo en polvo, al gusto

Método

Coge un bol y añade todos los ingredientes y mezcla bien. Antes de servir, déjalas enfriar durante una hora.

¡¡Disfrutar!!

Ensalada De Pollo Navideña

Ingredientes

1 libra de carne de pollo, cocida

Una taza de mayonesa

A C. pimenton

Aproximadamente dos tazas de arándanos secos

2 cebollas verdes, finamente picadas

2 pimientos verdes, rebanados

Una taza de nueces pecanas, picadas

Sal y pimienta negra, al gusto.

Método

Tome un tazón mediano, mezcle la mayonesa, el pimentón, luego sazone al gusto y agregue sal si es necesario. Ahora toma los arándanos, el apio, los pimientos, la cebolla y las nueces y mézclalos bien. Ahora se debe agregar el pollo cocido y luego volver a mezclarlos bien. Sazone al gusto y luego, si es necesario, agregue pimienta negra molida. Antes de servir dejar enfriar al menos una hora.

¡¡Disfrutar!!

ensalada de frijoles mexicana

Ingredientes

Una lata de frijoles negros

Una lata de frijoles rojos

Una lata de frijoles cannellini.

2 pimientos verdes, picados

2 pimientos rojos

Un paquete de granos de maíz congelados.

1 cebolla morada, finamente picada

Aceite de oliva

1 cucharada. vinagre de vino tinto

½ taza de jugo de limón

La sal

1 ajo, hecho puré

1 cucharada. Cilantro

1 taza comino, molido

Pimienta negra

1 taza Salsa de pimienta

1 taza chile en polvo

Método

Tome un tazón y mezcle los frijoles, los pimientos, el maíz congelado y la cebolla morada. Ahora tome otro tazón pequeño, mezcle aceite, vinagre de vino tinto, jugo de limón, cilantro, comino, pimienta negra, luego sazone al gusto y agregue salsa picante junto con el chile en polvo. Vierta la mezcla de vinagreta y mezcle bien. Antes de servir, déjalos enfriar durante una o dos horas aproximadamente.

¡¡Disfrutar!!

Ensalada de pasta ranchera con tocino y

Ingredientes

Una caja de pasta rotini tricolor cruda

9-10 rebanadas de tocino

Una taza de mayonesa

Mezcla de aderezo

1 taza Polvo de ajo

1 taza ajo pimienta

1/2 taza de leche

1 tomate, picado

Una lata de aceitunas negras.

Una taza de queso cheddar rallado

Método

Poner agua con sal en una cacerola y llevar a ebullición. Cocine la pasta hasta que se ablande durante unos 8 minutos. Ahora toma una sartén y calienta el aceite en una sartén y cocina el tocino en ella. Una vez finalizada la cocción, escurrirla y trocearla. Toma otro bol y agrega el resto de los ingredientes, luego agrégalo con la pasta y el tocino. Servir cuando esté bien mezclado.

¡¡Disfrutar!!

Ensalada de patatas de piel roja

Ingredientes

4 patatas rojas nuevas, limpias y lavadas

2 huevos

Una libra de tocino

Cebolla finamente picada

Un tallo de apio, picado

Aproximadamente 2 tazas de mayonesa

Sal y pimienta para probar

Método

Ponga agua con sal en una cacerola y déjela hervir, luego agregue las patatas nuevas a la cacerola y cocine durante unos 15 minutos, hasta que estén tiernas. Luego escurre las patatas y déjalas enfriar. Ahora toma los huevos en una sartén y cúbrelos con agua fría, luego lleva el agua a ebullición, luego retira la sartén del fuego y déjala a un lado. Ahora cocina el tocino, escúrrelo y resérvalo. Ahora agregue los ingredientes con las papas y el tocino y mezcle bien. Déjalo enfriar y sirve.

¡¡Disfrutar!!

Ensalada de frijoles negros y cuscús

Ingredientes

Una taza de cuscús, crudo

Unas dos tazas de caldo de pollo

Aceite de oliva

2-3 cucharadas Jugo de lima

2-3 cucharadas vinagre de vino tinto

Comino

2 cebollas verdes, picadas

1 pimiento rojo, picado

Cilantro, recién picado

Una taza de granos de elote congelados

Dos latas de frijoles negros.

Sal y pimienta para probar

Método

Hervir el caldo de pollo, luego revolver el cuscús, cocinarlo tapando la sartén y dejarlo a un lado. Ahora mezcle aceite de oliva, jugo de lima, vinagre y comino, luego agregue la cebolla, el pimiento, el cilantro, el maíz, los frijoles y cúbralo. Ahora mezcle todos los ingredientes y luego, antes de servir, déjelo enfriar durante unas horas.

¡¡Disfrutar!!

Ensalada De Pollo Griega

Ingredientes

2 tazas de carne de pollo, cocida

1/2 taza de zanahorias, en rodajas

1/2 taza de pepino

Aproximadamente una taza de aceitunas negras picadas

Aproximadamente una taza de queso feta, rallado o desmenuzado

Aderezo Italiano

Método

Coge un bol grande, toma el pollo cocido, las zanahorias, el pepino, las aceitunas y el queso y mézclalos bien. Ahora agregue la mezcla de aderezo y mezcle bien nuevamente. Ahora refrigere el bol cubriéndolo. Servir fresco.

¡¡Disfrutar!!

Ensalada de pollo elegante

Ingredientes

½ taza de mayonesa

2 cucharadas. Vinagre de sidra

1 ajo, picado

1 taza Eneldo fresco, finamente picado

Una libra de pechugas de pollo cocidas, deshuesadas y sin piel

½ taza de queso feta rallado

1 pimiento rojo

Método

La mayonesa, el vinagre, el ajo y el eneldo se deben mezclar bien y se deben refrigerar durante al menos 6 a 7 horas o toda la noche. Ahora se debe mezclar con ella el pollo, los pimientos y el queso para luego dejar enfriar unas horas para luego servir la receta de ensalada saludable y deliciosa.

¡¡Disfrutar!!

Ensalada de pollo al curry con frutas

Ingredientes

4-5 pechugas de pollo, cocidas

Un tallo de apio, picado

Cebollas verdes

Aproximadamente una taza de pasas doradas

Manzana, pelada y cortada en rodajas

nueces pecanas tostadas

Uvas verdes, sin semillas y cortadas por la mitad.

polvo de curry

Una taza de mayonesa baja en grasa

Método

Tome un tazón grande y tome todos los ingredientes como el apio, la cebolla, las pasas, las manzanas en rodajas, las nueces tostadas, las uvas verdes sin semillas con curry en polvo y mayonesa y mézclelos bien. Cuando estén bien combinados entre sí, déjalos reposar unos minutos y luego sirve la deliciosa y saludable ensalada de pollo.

¡¡Disfrutar!!

Maravillosa ensalada de pollo al curry

Ingredientes

Aproximadamente 4-5 pechugas de pollo deshuesadas y sin piel, cortadas por la mitad

Una taza de mayonesa

Aproximadamente una taza de chutney

A C. polvo de curry

Aproximadamente una cucharada. pimienta

Nueces, aproximadamente una taza, picadas

Una taza de uvas, sin semillas y cortadas por la mitad.

1/2 taza de cebollas, finamente picadas

Método

Coge una sartén grande, cocina las pechugas de pollo durante unos 10 minutos y una vez cocidas, córtalas en trozos con un tenedor. Luego escurrirlas y dejar enfriar. Ahora tome otro tazón y agregue mayonesa, chutney, curry en polvo y pimienta y luego mezcle. Luego agregue las pechugas de pollo cocidas y desmenuzadas a la mezcla y luego agregue las nueces, el curry en polvo y la pimienta. Antes de servir, refrigera la ensalada por unas horas. Esta ensalada es una opción ideal para hamburguesas y sándwiches.

¡Disfrutar!

Ensalada picante de zanahoria

Ingredientes

2 zanahorias, picadas

1 ajo, picado

Aproximadamente una taza de agua 2-3 cucharadas. Zumo de limón

Aceite de oliva

Sal al gusto

Pimienta al gusto

Hojuelas de pimienta roja

Perejil, fresco y picado

Método

Coloca las zanahorias en el microondas y cocínalas unos minutos con el ajo picado y el agua. Sácalo del microondas cuando la zanahoria esté cocida y blanda. Luego escurre las zanahorias y resérvalas. Ahora se debe agregar al bol de zanahorias jugo de limón, aceite de oliva, hojuelas de pimienta, sal y perejil y mezclar bien. Dejar enfriar unas horas y la deliciosa ensalada picante estará lista para servir.

¡¡Disfrutar!!

Ensalada asiática de manzana

Ingredientes

2-3 cucharadas Vinagre de arroz 2-3 cucharadas. Jugo de lima

Sal al gusto

Azúcar

1 taza Salsa de pescado

1 jícama cortada en juliana

1 manzana, picada

2 cebollas verdes, finamente picadas

menta

Método

El vinagre de arroz, la sal, el azúcar, el jugo de limón y la salsa de pescado se deben mezclar adecuadamente en un tazón mediano. Cuando estén bien mezcladas, se deben mezclar las jícamas cortadas en juliana con las manzanas picadas en el bol y mezclar bien. Luego se deben agregar y mezclar las chuletas de chalota y la menta. Antes de servir la ensalada con tu sándwich o hamburguesa, déjala enfriar un rato.

¡¡Disfrutar!!

Ensalada de calabaza y orzo

Ingredientes

1 calabacín

2 cebollas verdes, picadas

1 calabaza amarilla

Aceite de oliva

Una lata de orzo cocido.

eneldo

Perejil

½ taza de queso de cabra rallado

Pimienta y sal, al gusto.

Método

Los calabacines, las cebolletas picadas y la calabaza amarilla se deben sofreír en aceite de oliva a fuego medio. Es necesario cocinarlos durante unos minutos hasta que se ablanden. Ahora transfiéralos a un bol y vierta el orzo cocido en el bol, junto con el perejil, el queso de cabra rallado, el eneldo, la sal y la pimienta, luego mezcle nuevamente. Antes de servir el plato, deja enfriar la ensalada unas horas.

¡¡Disfrutar!!

Ensalada de berros con frutas

Ingredientes

1 sandía, cortada en cubos

2 duraznos, cortados en cuartos

1 manojo de berros

Aceite de oliva

½ taza de jugo de limón

Sal al gusto

Pimienta al gusto

Método

Los cubos de sandía y las rodajas de melocotón se deben mezclar con los berros en un recipiente mediano y luego espolvorear aceite de oliva por encima junto con el jugo de lima. Luego sazone al gusto y si es necesario agregue sal y pimienta al gusto. Cuando todos los ingredientes estén fácil y adecuadamente mezclados, déjalo a un lado o también puedes guardarlo en el refrigerador por unas horas, luego la deliciosa y saludable ensalada de frutas estará lista para servir.

¡¡Disfrutar!!

Ensalada Cesar

Ingredientes

3 dientes de ajo, picados

3 anchoas

½ taza de jugo de limón

1 taza salsa inglesa

Aceite de oliva

una yema de huevo

1 cabeza romana

½ taza de queso parmesano rallado

Crutones

Método

Los dientes de ajo picados con anchoas y jugo de limón se deben hacer puré, luego se les debe agregar salsa inglesa con sal, pimienta y yema, luego se mezcla nuevamente, hasta que quede suave. Esta mezcla se debe hacer usando una licuadora a velocidad lenta, ahora se debe agregar lenta y gradualmente el aceite de oliva y luego se debe echar la lechuga romana. Luego la mezcla se debe dejar reposar por un tiempo. Sirve la ensalada con una guarnición de parmesano y picatostes.

¡¡Disfrutar!!

Ensalada De Pollo Y Mango

Ingredientes

2 pechugas de pollo, deshuesadas, cortadas en trozos

Verdes verdes mixtos

2 mangos, cortados en cubos

¼ taza de jugo de limón

1 taza El jengibre rallado

2 cucharadas. Mi querido

Aceite de oliva

Método

El jugo de limón y la miel se deben batir en un tazón, luego agregar allí el jengibre rallado y el aceite de oliva. Después de mezclar bien los ingredientes en el bol, déjalo a un lado. Luego, el pollo se debe asar a la parrilla, luego dejar que se enfríe y, después de enfriar, cortar el pollo en cubos amigables. A continuación, coloca el pollo en el bol y mézclalo bien con las verduras y los mangos. Después de mezclar bien todos los ingredientes, déjalo a un lado para que se enfríe y luego sirve la deliciosa e interesante ensalada.

¡¡Disfrutar!!

Ensalada de naranja con mozzarella

Ingredientes

2-3 naranjas, cortadas en rodajas

Queso Mozzarella

Hojas de albahaca fresca, cortadas en trozos.

Aceite de oliva

Sal al gusto

Pimienta al gusto

Método

Mezclar la mozzarella y las rodajas de naranja con las hojas de albahaca fresca trituradas. Después de mezclarlos bien, espolvorea aceite de oliva sobre la mezcla y sazona al gusto. Luego, si es necesario, agregue sal y pimienta al gusto. Antes de servir la ensalada, déjala enfriar unas horas ya que esto le dará a la ensalada los sabores correctos.

¡¡Disfrutar!!

Ensalada de tres frijoles

Ingredientes

1/2 taza de vinagre de manzana

Aproximadamente una taza de azúcar

Una taza de aceite vegetal

Sal al gusto

½ taza de judías verdes

½ taza de frijoles encerados

½ taza de frijoles rojos

2 cebollas rojas, finamente picadas

Sal y pimienta para probar

Hojas de perejil

Método

Poner en un cazo el vinagre de sidra con el aceite vegetal, el azúcar y la sal y llevar a ebullición, luego añadir los frijoles con la cebolla morada en rodajas y dejar marinar durante al menos una hora. Después de una hora, sazone al gusto con sal, agregue sal y pimienta, si es necesario, luego sirva con perejil fresco.

¡¡Disfrutar!!

Ensalada de miso y tofu

Ingredientes

1 taza Jengibre, finamente picado

3-4 cucharadas. miso

El agua

1 cucharada. vinagre de vino de arroz

1 taza Salsa de soja

1 taza Pasta de chile

1/2 taza de aceite de maní

Espinacas tiernas, picadas

½ taza de tofu, cortado en trozos

Método

El jengibre picado se debe hacer puré con miso, agua, vinagre de vino de arroz, salsa de soja y pasta de chile. Luego se debe mezclar esta mezcla con media taza de aceite de maní. Cuando estén bien mezclados añade el tofu en cubos y las espinacas picadas. Refrigere y sirva.

¡¡Disfrutar!!

Ensalada de rábano japonés

Ingredientes

1 sandía, cortada en rodajas

1 rábano, rebanado

1 chalota

1 manojo de brotes tiernos

Mirin

1 taza Vinagre de vino de arroz

1 taza Salsa de soja

1 taza El jengibre rallado

La sal

aceite de sésamo

Aceite vegetal

Método

Coge la sandía, el rábano con las cebolletas y las hojas verdes en un bol y déjalos a un lado. Ahora tome otro bol, agregue el mirin, el vinagre, la sal, el jengibre rallado, la salsa de soja con aceite de sésamo y el aceite vegetal y luego mezcle bien. Cuando los ingredientes del bol se hayan mezclado bien, esparce esta mezcla sobre el bol de sandías y rábanos. Entonces la ensalada interesante pero muy deliciosa está lista para servir.

¡¡Disfrutar!!

Cobb del suroeste

Ingredientes

1 taza de mayonesa

1 taza de suero de leche

1 taza Salsa inglesa picante

1 taza Cilantro

3 cebollas verdes

1 cucharada. cáscara de naranja

1 ajo, picado

1 cabeza romana

1 aguacate, cortado en cubitos

Jícama

½ taza de queso picante, rallado o desmoronado

2 naranjas, cortadas en cuartos

Sal al gusto

Método

La mayonesa y el suero de leche se deben hacer puré con la salsa inglesa picante, las cebollas verdes, la ralladura de naranja, el cilantro, el ajo picado y la sal. Ahora toma otro bol y mezcla la lechuga romana, los aguacates y las jícamas con las naranjas y el queso rallado. Ahora vierte el puré de buttermilk sobre el bol de naranjas y déjalo a un lado, antes de servir, para que adquiera el sabor correcto de la ensalada.

¡¡Disfrutar!!

Pasta capresse

Ingredientes

1 paquete de rifles

1 taza de mozzarella, cortada en cubitos

2 tomates, sin semillas y picados

hojas de albahaca fresca

¼ de taza de piñones tostados

1 ajo, picado

Sal y pimienta para probar

Método

Los Fusilli deben cocinarse según las instrucciones y luego dejarse enfriar. Una vez enfriado, mézclalo con mozzarella, tomates, piñones tostados, ajo picado y hojas de albahaca y sazona al gusto, y agrega sal y pimienta, si es necesario, al gusto. Mantenga toda la mezcla de ensalada a un lado para que se enfríe y luego sírvala con sus sándwiches o hamburguesas o cualquiera de sus comidas.

¡¡Disfrutar!!

Ensalada de trucha ahumada

Ingredientes

2 cucharadas. Vinagre de sidra

Aceite de oliva

2 chalotes, picados

1 taza Rábano picante

1 taza Mostaza de Dijon

1 taza Mi querido

Sal y pimienta para probar

1 lata de trucha ahumada, desmenuzada

2 manzanas, cortadas en rodajas

2 remolachas, en rodajas

Cohete

Método

Tome un tazón grande y mezcle la trucha ahumada desmenuzada con las manzanas en juliana, la remolacha y la rúcula, luego reserve el tazón. Ahora tome otro bol y mezcle el vinagre de sidra, el aceite de oliva, el rábano picante, las chalotas picadas, la miel y la mostaza de Dijon, luego sazone la mezcla al gusto y luego, si es necesario, agregue sal y pimienta, según su gusto. Ahora toma esta mezcla y viértela sobre el bol de manzanas cortadas en juliana y mezcla bien y luego sirve la ensalada.

¡¡Disfrutar!!

Ensalada De Huevo Con Frijoles

Ingredientes

1 taza de judías verdes, blanqueadas

2 rábanos, rebanados

2 huevos

Aceite de oliva

Sal y pimienta para probar

Método

Primero hay que hervir los huevos y luego mezclarlos con las judías verdes blanqueadas y los rábanos en rodajas. Mézclalos bien, luego espolvoréalos con aceite de oliva y agrega sal y pimienta al gusto. Cuando todos los ingredientes estén bien mezclados, resérvalos y déjalos enfriar. Cuando la mezcla se haya enfriado, la ensalada estará lista para servir.

¡¡Disfrutar!!

Ensalada Ambrosio

Ingredientes

1 taza de leche de coco

2-3 rodajas de ralladura de naranja

Unas gotas de esencia de vainilla

1 taza de uvas, en rodajas

2 mandarinas, en rodajas

2 manzanas, cortadas en rodajas

1 coco rallado y tostado

10-12 nueces trituradas

Método

Toma un bol mediano y mezcla la leche de coco, la ralladura de naranja con la esencia de vainilla. Una vez bien batida añadimos la mandarina cortada en rodajas junto con las manzanas y las uvas cortadas en rodajas. Después de mezclar bien todos los ingredientes, refrigéralo por una o dos horas, antes de servir la deliciosa ensalada. Cuando la ensalada se haya enfriado, sírvela con un sándwich o hamburguesas.

¡¡Disfrutar!!

Ensalada de cuña

Ingredientes

Una taza de mayonesa

Una taza de queso azul

1/2 taza de suero de leche

un chalote

Cáscara de limón

salsa inglesa

hojas de perejil fresco

iceberg sostiene

1 huevo duro

1 taza de tocino, desmenuzado

Sal y pimienta para probar

Método

Se hace puré la mayonesa con el queso azul, el suero de leche, la chalota, la salsa, la ralladura de limón y el perejil. Después de hacer el puré, sazona al gusto y si es necesario agrega sal y pimienta al gusto. Ahora toma otro bol y mezcla los trozos de iceberg en el bol con el huevo relleno, de modo que el huevo relleno manche los huevos duros a través del colador. Ahora vierta el puré de mayonesa sobre el tazón de gajos y mimosa, luego mezcle bien. La ensalada se sirve untando el tocino fresco por encima.

¡¡Disfrutar!!

ensalada de chile español

Ingredientes

3 cebollas verdes

4-5 aceitunas

2 chiles

2 cucharadas. vinagre de jerez

1 cabeza de pimentón ahumado

1 cabeza romana

1 puñado de almendras

Un diente de ajo

Rebanadas de pan

Método

Las cebollas verdes se deben asar y luego cortar en trozos. Ahora toma otro tazón y mezcla los chiles y las aceitunas con las almendras, el pimentón ahumado, el vinagre, la lechuga romana y las cebollas verdes tostadas y picadas. Mezclar bien los ingredientes en el bol y reservar. Ahora se deben tostar las rebanadas de pan y cuando estén tostadas se deben frotar los dientes de ajo sobre las rebanadas y luego verter la mezcla de chile sobre los panecillos tostados.

¡¡Disfrutar!!

ensalada de mimosa

Ingredientes

2 huevos, duros

½ taza de mantequilla

1 cabeza de lechuga

El vinagre

Aceite de oliva

Hierbas picadas

Método

Coge un bol mediano y mezcla la lechuga, la mantequilla con el vinagre, el aceite de oliva y las hierbas picadas. Después de mezclar bien los ingredientes en el bol, déjelo a un lado por un tiempo. Mientras tanto, es necesario preparar la mimosa. Para preparar la mimosa primero se deben pelar los huevos duros y luego usando un colador filtrar los huevos duros y así queda listo el huevo relleno. Ahora, este huevo relleno se debe verter sobre el plato de ensalada, antes de servir la deliciosa ensalada de mimosa.

¡¡Disfrutar!!

Waldorf clásico

Ingredientes

1/2 taza de mayonesa

2-3 cucharadas CCrea agria

2 cebolletas

2-3 cucharadas Perejil

Ralladura y jugo de 1 limón

Azúcar

2 manzanas, picadas

1 tallo de apio, picado

Tuerca

Método

Tomar un bol luego la mayonesa, batir la crema agria con el cebollino, la ralladura y el jugo de limón, el perejil, la pimienta y el azúcar. Cuando los ingredientes del bol estén bien mezclados, déjalo a un lado. Ahora toma otro bol y mezcla las manzanas, el apio picado y las nueces. Ahora toma la mezcla de mayonesa y mézclala con las manzanas y el apio. Mezclar bien todos los ingredientes, dejar reposar el bol un rato y servir la ensalada.

¡¡Disfrutar!!

Ensalada de guisantes de carita

Ingredientes

Jugo de lima

1 ajo, picado

1 taza comino, molido

La sal

Cilantro

Aceite de oliva

1 taza de guisantes de ojo negro

1 jalapeño, picado o triturado

2 tomates, cortados en cubitos

2 cebollas rojas, finamente picadas

2 abogados

Método

Batir el jugo de lima con el ajo, el comino, el cilantro, la sal y el aceite de oliva. Cuando todos estos ingredientes estén bien mezclados, combine esta mezcla con los jalapeños triturados, los guisantes de carita, los aguacates y las cebollas moradas finamente picadas. Cuando todos los ingredientes estén bien mezclados, deja reposar la ensalada unos minutos y luego sirve.

¡¡Disfrutar!!

Ensalada de verduras con queso suizo

Ingredientes

1 taza de cebollas verdes, en rodajas

1 taza de apio, en rodajas

1 taza de pimiento verde

1 taza de aceitunas rellenas de chile

6 tazas de lechuga rallada

1/3 taza de aceite vegetal

2 tazas de queso suizo rallado

2 cucharadas. vinagre de vino tinto

1 cucharada. Mostaza de Dijon

Sal y pimienta para probar

Método

Combine las aceitunas, la cebolla, el apio y el pimiento verde en una ensaladera y mezcle bien. Combine el aceite, la mostaza y el vinagre en un tazón pequeño. Sazona la vinagreta con sal y pimienta. Espolvorea la vinagreta sobre las verduras. Refrigere durante la noche o durante varias horas. Antes de servir, forrar el plato con hojas de lechuga. Mezclar el queso con las verduras. Coloca la ensalada encima de la lechuga. Cúbrelo con queso rallado. Servir inmediatamente.

¡Disfrutar!

Sabrosa ensalada de zanahoria

Ingredientes

2 libras de zanahorias, peladas y cortadas en rodajas finas en diagonal

½ taza de hojuelas de almendras

1/3 taza de arándanos secos

2 tazas de rúcula

2 dientes de ajo, picados

1 paquete de queso azul danés desmenuzado

1 cucharada. Vinagre de sidra

¼ de taza de aceite de oliva virgen extra

1 taza Mi querido

1 a 2 pizcas de pimienta negra recién molida

Sal al gusto

Método

Combine las zanahorias, el ajo y las almendras en un bol. Agrega un poco de aceite de oliva y mezcla bien. Añadir sal y pimienta al gusto. Transfiera la mezcla a una bandeja para hornear y hornee en el horno precalentado durante 30 minutos a 400 grados F o 200 grados C. Retírelas cuando el borde se dore y déjelas enfriar. Transfiera la mezcla de zanahoria a un tazón. Agrega la miel, el vinagre, los arándanos y el queso y mezcla bien. Echa la rúcula y sirve inmediatamente.

¡Disfrutar!

Ensalada de verduras marinadas

Ingredientes

1 lata de guisantes verdes, escurridos

1 lata de judías verdes a la francesa, escurridas

1 lata de maíz blanco o maíz revuelto, escurrido

1 cebolla mediana, en rodajas finas

¾ taza de apio finamente picado

2 cucharadas. Chiles picados

½ taza de vinagre de vino blanco

½ taza de aceite vegetal

¾ taza de azúcar

½ cucharadita Pimienta½ cucharadita. La sal

Método

Tome un tazón grande y mezcle los guisantes, el maíz y los frijoles. Agrega el apio, la cebolla y los chiles y mezcla bien la mezcla. Toma una cacerola. Agrega todos los ingredientes restantes y cocina a fuego lento. Remueve continuamente hasta que el azúcar se disuelva. Vierta la salsa sobre la mezcla de verduras. Cubra el recipiente con una tapa y refrigere durante la noche. Puedes conservarlo durante varios días en el frigorífico. Sirva como fresco.

¡Disfrutar!

Ensalada De Maíz Colorido Asado

Ingredientes

8 Maíz fresco en vaina 1 Pimiento rojo, cortado en cubitos

1 pimiento verde, cortado en cubitos

1 cebolla morada, picada

1 taza de cilantro fresco picado

½ taza de aceite de oliva

4 dientes de ajo machacados y luego picados

3 limas

1 taza azucar blanca

Sal y pimienta para probar

1 cucharada. salsa picante

Método

Toma una cacerola grande y coloca en ella el maíz. Vierta agua y remoje el maíz durante 15 minutos. Retire las fibras de las hojas de maíz y reserve. Coge una parrilla y precaliéntala a temperatura alta. Coloca el maíz en la parrilla y cocina por 20 minutos. Darles la vuelta de vez en cuando. Deje enfriar y deseche las cáscaras. Tome una licuadora y vierta el aceite de oliva, el jugo de limón, la salsa picante y revuelva. Agrega el cilantro, el ajo, el azúcar, la sal y la pimienta. Mezclar para formar una mezcla suave. Riega el maíz. Servir inmediatamente.

¡Disfrutar!

pepino cremoso

Ingredientes

3 pepinos, pelados y cortados en rodajas finas

1 cebolla, rebanada

2 tazas de agua

¾ taza de crema para batir espesa

¼ de taza de vinagre de manzana

Perejil fresco picado, opcional

¼ de taza) de azúcar

½ cucharadita La sal

Método

Agrega agua y sal el pepino y la cebolla, déjalos en remojo durante al menos 1 hora. Escurrir el exceso de agua. Mezcle la nata y el vinagre en un bol hasta que quede suave. Agrega los pepinos encurtidos y la cebolla. Mezcle bien para cubrir uniformemente. Refrigere por unas horas. Antes de servir, espolvorear con perejil.

¡Disfrutar!

Ensalada de champiñones y tomates marinados

Ingredientes

12 onzas de tomates cherry, cortados por la mitad

1 paquete de champiñones frescos

2 cebollas verdes en rodajas

¼ de taza de vinagre balsámico

1/3 taza de aceite vegetal

1 ½ cucharadita. azucar blanca

½ cucharadita Pimienta negro

½ cucharadita La sal

½ taza de albahaca fresca picada

Método

En un bol, bata el vinagre balsámico, el aceite, la pimienta, la sal y el azúcar hasta que quede suave. Tome otro tazón grande y mezcle los tomates, las cebollas, los champiñones y la albahaca. Mezclar bien. Agrega el aderezo y cubre las verduras uniformemente. Cubra el recipiente y refrigere de 3 a 5 horas. Sirva como fresco.

¡Disfrutar!

Ensalada De Frijoles

Ingredientes

1 lata de frijoles rojos, lavados y escurridos

1 lata de garbanzos o garbanzos, lavados y escurridos

1 lata de judías verdes

1 lata de frijoles cerosos, escurridos

¼ de taza de pimiento verde en juliana

8 cebollas verdes, en rodajas

½ taza de vinagre de manzana

¼ de taza de aceite de canola

¾ taza de azúcar

½ cucharadita La sal

Método

Mezcle los frijoles en un tazón grande. Agregue el pimiento verde y la cebolla a los frijoles. En un frasco tapado, mezcle el vinagre de sidra, el azúcar, el aceite y la sal para formar un aderezo suave. Deja que el azúcar se disuelva completamente en el aderezo. Vierta sobre la mezcla de frijoles y mezcle bien. Cubra la mezcla y refrigere durante la noche.

¡Disfrutar!

Ensalada de remolacha y ajo

Ingredientes

6 remolachas, hervidas, peladas y cortadas en rodajas

3 cucharadas Aceite de oliva

2 cucharadas. vinagre de vino tinto

2 dientes de ajo

Sal al gusto

Cebollas verdes en rodajas, algunas para decorar

Método

Combine todos los ingredientes en un tazón y mezcle bien. Servir inmediatamente.

¡Disfrutar!

Maíz Marinado

Ingredientes

1 taza de maíz congelado

2 cebollas verdes, en rodajas finas

1 cucharada. Pimiento verde picado

1 hoja de lechuga, opcional

¼ taza de mayonesa

2 cucharadas. Zumo de limón

vs. Mostaza molida

vs. Azúcar

1 a 2 pizcas de pimienta recién molida

Método

Mezcle la mayonesa con el jugo de limón, la mostaza en polvo y el azúcar en un tazón grande. Bátelo bien hasta que quede suave. Agrega el maíz, el pimiento verde y la cebolla a la mayonesa. Sazona la mezcla son sal y pimienta. Cubra y enfríe en el refrigerador durante la noche o al menos de 4 a 5 horas. Antes de servir, forrar el plato con lechuga y colocar encima la ensalada.

¡Disfrutar!

Ensalada De Guisantes

Ingredientes

8 rebanadas de tocino

1 paquete de guisantes congelados, descongelados y escurridos

½ taza de apio picado

½ taza de cebollas verdes picadas

2/3 taza de crema agria

1 taza de anacardos picados

Sal y pimienta para probar

Método

Coloque el tocino en una cacerola grande y cocine a fuego medio a medio-alto hasta que ambos lados estén dorados. Escurre el exceso de aceite con una toalla de papel y desmenuza el tocino. Déjalo a un lado. Combine el apio, los guisantes, las cebollas verdes y la crema agria en un tazón mediano. Mezclar bien con mano suave. Agrega los anacardos y el tocino a la ensalada justo antes de servir. Servir inmediatamente.

¡Disfrutar!

Ensalada de nabos

Ingredientes

¼ de taza de pimiento rojo dulce, picado

4 tazas de nabos pelados rallados

¼ de taza de cebollas verdes

¼ taza de mayonesa

1 cucharada. El vinagre

2 cucharadas. Azúcar

vs. Pimienta

vs. La sal

Método

Toma un cuenco. Combine el pimiento rojo, la cebolla y mezcle. Coge otro bol para preparar el aderezo. Combine mayonesa, vinagre, azúcar, sal y pimienta y bata bien. Vierte la mezcla sobre las verduras y mezcla bien. Tome los nabos en un bol agregue esta mezcla al nabo y mezcle bien. Refrigere la verdura durante la noche o durante varias horas. Más marinada incorporará más sabor. Sirva como fresco.

¡Disfrutar!

Ensalada de manzana y aguacate

Ingredientes

1 paquete de brotes tiernos

¼ de taza de cebollas moradas, picadas

½ taza de nueces picadas

1/3 taza de queso azul desmenuzado

2 cucharadas. Cáscara de limón

1 manzana, pelada, sin corazón y cortada en rodajas

1 aguacate, pelado, sin hueso y cortado en cubitos

4 mandarinas, exprimidas

½ limón, exprimido

1 diente de ajo, picado

2 cucharadas. Aceite de oliva Sal al gusto

Método

Mezcle las verduras tiernas, las nueces, la cebolla morada, el queso azul y la ralladura de limón en un bol. Mezclar bien la mezcla. Batir vigorosamente el jugo de mandarina, la ralladura de limón, el jugo de limón, el ajo picado y el aceite de oliva. Sazone la mezcla con sal. Vierta sobre la ensalada y revuelva. Agrega la manzana y el aguacate al tazón y revuelve justo antes de servir la ensalada.

¡Disfrutar!

Ensalada De Maíz, Frijoles Y Cebolla

Ingredientes

1 lata de maíz integral, lavado y escurrido

1 lata de guisantes lavados y escurridos

1 lata de judías verdes, escurridas

1 frasco de pimientos, escurridos

1 taza de apio finamente picado

1 cebolla, finamente picada

1 pimiento verde, finamente picado

1 taza de azúcar

½ taza de vinagre de manzana

½ taza de aceite de canola

1 taza La sal

½ cucharadita Pimienta

Método

Tome una ensaladera grande y mezcle la cebolla, el pimiento verde y el apio. Déjalo a un lado. Coger un cazo y verter el vinagre, el aceite, el azúcar, la sal y la pimienta y llevar a ebullición. Retirar del fuego y dejar enfriar la mezcla. Rocíe sobre las verduras y revuelva bien para cubrirlas uniformemente. Refrigere por varias horas o por toda la noche. Servido frío.

¡Disfrutar!

ensalada de verduras italiana

Ingredientes

1 lata de corazones de alcachofa, escurridos y cortados en cuartos

5 tazas de lechuga romana, enjuagada, seca y picada

1 pimiento rojo, cortado en tiras

1 Zanahoria 1 Cebolla morada, en rodajas finas

¼ taza de aceitunas negras

¼ de taza de aceitunas verdes

½ pepino

2 cucharadas. Queso romano rallado

1 taza Tomillo fresco picado

½ taza de aceite de canola

1/3 taza de vinagre de estragón

1 cucharada. azucar blanca

½ cucharadita Mostaza seca

2 dientes de ajo, picados

Método

Tome un recipiente mediano con tapa hermética. Vierta el aceite de canola, el vinagre, la mostaza seca, el azúcar, el tomillo y el ajo. Tapa el recipiente y bate vigorosamente para formar una mezcla suave. Transfiera la mezcla a un bol y coloque allí los corazones de alcachofa. Refrigerar y dejar marinar durante la noche. Tome un tazón grande y mezcle la lechuga, la zanahoria, el pimiento rojo, la cebolla morada, la aceituna, el pepino y el queso. Mezclar suavemente. Agrega sal y pimienta para sazonar. Mézclalo con las alcachofas. Dejar marinar durante cuatro horas. Sirva como fresco.

¡Disfrutar!

Ensalada De Pasta Con Mariscos

Ingredientes

1 paquete de pasta tricolor

3 tallos de apio

1 libra de carne de cangrejo de imitación

1 taza de guisantes verdes congelados

1 taza de mayonesa

½ cucharada. azucar blanca

2 cucharadas. vinagre blanco

3 cucharadas leche

1 taza sal

vs. pimienta negro

Método

Llevar a ebullición una olla grande de agua con sal, agregar la pasta y cocinar durante 10 minutos. Cuando la pasta hierva, agregue los guisantes y la carne de cangrejo. En un tazón grande, mezcle los demás ingredientes mencionados y reserve por un tiempo. Mezclar los guisantes, la carne de cangrejo y la pasta. Servir inmediatamente.

¡Disfrutar!

Ensalada De Verduras A La Parrilla

Ingredientes

1 libra de espárragos frescos, recortados

2 calabacines, cortados por la mitad a lo largo y con las puntas recortadas

2 calabazas amarillas

1 cebolla morada grande, cortada en rodajas

2 pimientos rojos, cortados por la mitad y sin semillas.

½ taza de aceite de oliva virgen extra

¼ de taza de vinagre de vino tinto

1 cucharada. Mostaza de Dijon

1 diente de ajo, picado

Sal y pimienta negra molida al gusto

Método

Calienta y asa las verduras durante 15 minutos, luego retira las verduras de la parrilla y córtalas en trozos pequeños. Agrega los demás ingredientes y revuelve la ensalada para que todas las especias queden bien mezcladas. Servir inmediatamente.

¡Disfrutar!

Deliciosa ensalada de maíz de verano

Ingredientes

6 mazorcas de maíz, desgranadas y completamente limpias

3 tomates grandes triturados

1 cebolla grande picada

¼ taza de albahaca fresca picada

¼ taza de aceite de oliva

2 cucharadas. vinagre blanco

Sal y pimienta

Método

Coge una olla grande, añade agua y sal y hiérvela. Cocine el maíz en esta agua hirviendo, luego agregue todos los ingredientes enumerados. Mezclar bien la mezcla y refrigerar. Sirva como fresco.

¡¡Disfrutar!!

Ensalada crujiente de guisantes con caramelo

Ingredientes

8 rebanadas de tocino

1 paquete de guisantes verdes secos congelados

½ taza de apio picado

½ taza de cebollas verdes picadas

2/3 taza de crema agria

1 taza de anacardos picados

Sal y pimienta para probar

Método

Cocine el tocino en una sartén a fuego medio hasta que se dore. Mezclar los demás ingredientes excepto los anacardos en un bol. Finalmente, agrega el tocino y los anacardos a la mezcla. Mezclar bien y servir inmediatamente.

¡Disfrutar!

Ensalada Mágica De Frijoles Negros

Ingredientes

1 lata de frijoles negros, enjuagados y escurridos

2 latas de granos de elote secos

8 cebollas verdes picadas

2 chiles jalapeños, sin semillas y rebanados

1 pimiento verde picado

1 aguacate, pelado, sin hueso y cortado en cubitos.

1 frasco de chiles

3 tomates sin semillas y picados

1 taza de cilantro fresco picado

1 jugo de lima

½ taza de aderezo italiano

½ cucharadita sal de ajo

Método

Coge un bol grande y pon en él todos los ingredientes. Mezclar bien para que se mezclen bien. Servir inmediatamente.

¡Disfrutar!

Deliciosa ensalada griega

Ingredientes

3 tomates maduros grandes, picados

2 pepinos, pelados y picados

1 cebolla morada pequeña picada

¼ taza de aceite de oliva

4 cucharadas zumo de limón

½ cucharadita Orégano seco

Sal y pimienta para probar

1 taza de queso feta desmenuzado

6 aceitunas negras griegas, sin hueso y en rodajas

Método

Coge un bol mediano y mezcla muy bien los tomates, el pepino y la cebolla y deja esta mezcla durante cinco minutos. Espolvoree aceite, jugo de limón, orégano, sal, pimienta, queso feta y aceitunas sobre la mezcla. Mezclar y servir inmediatamente.

¡¡Disfrutar!!

Increíble ensalada tailandesa de pepino

Ingredientes

3 pepinos grandes pelados que se deben cortar en rodajas de ¼ de pulgada y se deben quitar las semillas

1 cucharada. sal

½ taza de azúcar blanca

½ taza de vinagre de vino de arroz

2 chiles jalapeños, picados

¼ de taza de cilantro picado

½ taza de maní picado

Método

Combine todos los ingredientes en un tazón grande y mezcle bien. Sazone al gusto y sirva frío.

¡Disfrutar!

Ensalada de tomate y albahaca rica en proteínas

Ingredientes

4 tomates maduros grandes, rebanados

1 libra de queso mozzarella fresco en rodajas

1/3 taza de albahaca fresca

3 cucharadas aceite de oliva virgen extra

Sal marina fina

Pimienta negra recién molida

Método

En un plato, alterna y superpone las rodajas de tomate y mozzarella. Por último, ponerle un poco de aceite de oliva, sal marina fina y pimienta. Sirva frío, adornado con hojas de albahaca.

¡Disfrutar!

Ensalada rápida de aguacate y pepino

Ingredientes

2 pepinos medianos, en cubos

2 cubos de aguacate

4 cucharadas cilantro fresco picado

1 diente de ajo, picado

2 cucharadas. cebolla verde picada

vs. sal

Pimienta negra

¼ de limón grande

1 lima

Método

Coge los pepinos, el aguacate y el cilantro y mézclalos bien. Por último, añade el pimiento, el limón, la lima, la cebolla y el ajo. Mézclalo bien. Servir inmediatamente.

¡Disfrutar!

Deliciosa ensalada de orzo y tomate con queso feta

Ingredientes

1 taza de pasta orzo cruda

¼ de taza de aceitunas verdes deshuesadas

1 taza de queso feta cortado en cubitos

3 cucharadas Presley fresco picado

1 tomate maduro, picado

¼ taza de aceite de oliva virgen

¼ taza de jugo de limón

Sal y pimienta

Método

Cocine el orzo según las instrucciones del fabricante. Coge un bol y mezcla muy bien el orzo, las aceitunas, el perejil, el eneldo y el tomate. Finalmente, agrega sal y pimienta y agrega el queso feta encima. Servir inmediatamente.

¡Disfrutar!

Ensalada inglesa de pepino y tomate

Ingredientes

8 tomates roma o pera

1 pepino inglés, pelado y cortado en cubos

1 taza de jícama, pelada y finamente picada

1 pimiento amarillo pequeño

½ taza de cebolla morada, en cubos

3 cucharadas Zumo de limón

3 cucharadas aceite de oliva virgen extra

1 cucharada. Perejil seco

1-2 pizcas de pimienta

Método

Combine los tomates, el pimiento morrón, el pepino, la jícama y la cebolla morada en un tazón. Mezclar bien. Vierta el aceite de oliva y el jugo de limón y cubra la mezcla. Espolvorea con perejil y mezcla. Sazónelo con sal y pimienta. Servir inmediatamente o frío.

¡Disfrutar!

Ensalada de berenjenas de la abuela

Ingredientes

1 berenjena

4 tomates, en cubos

3 huevos, duros, cortados en cubos

1 cebolla, finamente picada

½ taza de aderezo francés

½ cucharadita Pimienta

Sal, para condimentar, opcional.

Método

Lavar la berenjena y cortarla por la mitad a lo largo. Coge una fuente para horno y engrasa con aceite de oliva. Coloque las berenjenas con el lado cortado hacia abajo en la fuente para gratinar untada con mantequilla. Hornee durante 30 a 40 minutos a 350 grados F. Retire y deje enfriar. Pelar la berenjena. Córtelos en cubos pequeños. Tome un tazón grande y transfiera las berenjenas a él. Agrega la cebolla, los tomates, los huevos, la vinagreta, la pimienta y la sal. Mezclar bien. Congelar durante al menos 1 hora en el frigorífico y servir.

¡Disfrutar!

Ensalada de zanahoria, tocino y brócoli

Ingredientes

2 cabezas de brócoli fresco, picado

½ libra de tocino

1 manojo de cebollas verdes, picadas

½ taza de zanahorias ralladas

½ taza de pasas, opcional

1 taza de mayonesa

½ taza de vinagre blanco destilado

1-2 pizcas de pimienta

Sal al gusto

Método

Cocine el tocino en una sartén grande y profunda a fuego medio-alto hasta que se dore. Escurrir y desmenuzar. Combine el brócoli, las cebollas verdes, las zanahorias y el tocino en un tazón grande. Agrega sal y pimienta. Mezclar bien. Cogemos un recipiente o bol pequeño y ponemos la mayonesa y el vinagre y batimos. Transfiera el aderezo a la mezcla de verduras. Cubra las verduras con una mano suave. Refrigere al menos 1 hora y sirva.

¡Disfrutar!

Ensalada de pepino y tomate con crema agria

Ingredientes

3-4 pepinos, pelados y rebanados

2 hojas de lechuga, para decoración, opcional

5-7 rodajas de tomates,

1 cebolla, en rodajas finas

1 cucharada. Cebollín

½ taza de crema agria

2 cucharadas. vinagre blanco

½ cucharadita semilla de eneldo

vs. Pimienta

una pizca de azúcar

1 taza La sal

Método

Coloca las rodajas de pepino en un bol y espolvorea con sal. Dejar marinar durante 3-4 horas en el frigorífico. Saca el pepino y lávalo. Escurre todo el líquido y transfiérelo a una ensaladera grande. Agrega la cebolla y reserva. Tome un tazón pequeño y mezcle el vinagre, la crema agria, el cebollino, las semillas de eneldo, la pimienta y el azúcar. Batir la mezcla y verterla sobre la mezcla de pepino. Mezclar suavemente. Acomoda bien el plato con lechuga y tomate. Servir inmediatamente.

¡Disfrutar!

Ensalada de tortellini de tomate

Ingredientes

1 libra de pasta tortellini arcoíris

3 tomates italianos cortados por la mitad

3 onzas de salami duro, cortado en cubitos

2/3 taza de apio en rodajas

¼ taza de aceitunas negras en rodajas

½ taza de pimiento rojo

1 cucharada. Cebolla morada, picada

1 cucharada. Pasta de tomate

1 diente de ajo, picado

3 cucharadas vinagre de vino tinto

3 cucharadas Vinagre balsámico

2 cucharadas. Mostaza de Dijon

1 taza Mi querido

1/3 taza de aceite de oliva

1/3 taza de aceite vegetal

¾ taza de queso provolone rallado

¼ taza de perejil fresco picado

1 taza romero fresco picado

1 cucharada. Zumo de limón

Pimienta y sal al gusto

Método

Cocine la pasta según las instrucciones del paquete. Vierta agua fría y escurra. Déjalo a un lado. Usando una parrilla, asa los tomates hasta que la piel se ennegrezca parcialmente. Ahora pon el tomate en una licuadora. Agrega la pasta de tomate, los vinagres, el ajo, la miel y la mostaza y vuelve a mezclar. Agregue gradualmente el aceite de oliva y el aceite vegetal y mezcle hasta que quede suave. Agrega sal y pimienta. Mezclar la pasta con todas las verduras, las hierbas, el salami y el jugo de limón en un bol. Vierta la vinagreta y mezcle bien. Atender.

¡Disfrutar!

Brócoli y tocino en aderezo de mayonesa

Ingredientes

1 manojo de brócoli, cortado en floretes

½ cebolla morada pequeña, finamente picada

1 taza de queso mozzarella rallado

8 rebanadas de tocino, cocidas y desmenuzadas

½ taza de mayonesa

1 cucharada. vinagre de vino blanco

¼ de taza) de azúcar

Método

Coloque el brócoli, el tocino cocido, la cebolla y el queso en una ensaladera grande. Mezclar con mano suave. Cubrir y reservar. Mezcla mayonesa, vinagre y azúcar en un recipiente pequeño. Batir continuamente hasta que el azúcar se derrita y forme una mezcla suave. Vierta el aderezo sobre la mezcla de brócoli y cubra uniformemente. Servir inmediatamente.

¡Disfrutar!

Ensalada de pollo con crema de pepino

Ingredientes

2 latas de trozos de pollo, escurridos de jugo

1 taza de uvas verdes sin semillas, cortadas por la mitad

½ taza de nueces o almendras picadas

½ taza de apio picado

1 lata de mandarinas, escurridas

¾ taza de vinagreta cremosa de pepino

Método

Tome una ensaladera grande y profunda. Transfiera el pollo, el apio, las uvas, las naranjas y las nueces o almendras como desee. Mezclar suavemente. Agrega la vinagreta de pepino. Cubra uniformemente la mezcla de pollo y verduras con el aderezo cremoso. Servir inmediatamente.

¡Disfrutar!

Verduras con vinagreta de rábano picante

Ingredientes

¾ taza de floretes de coliflor

taza de pepino

¼ de taza de tomates sin semillas picados

2 cucharadas. Rábanos en rodajas

1 cucharada. Cebollas verdes en rodajas

2 cucharadas. Apio en cubitos

¼ taza de queso americano en cubitos

Preparar:

2 cucharadas. Mayonesa

1-2 cucharadas Azúcar

1 cucharada. Rábano picante preparado

1/8 cucharadita. Pimienta

vs. La sal

Método

Combine la coliflor, el pepino, el tomate, el apio, el rábano, la cebolla verde y el queso en un tazón grande. Déjalo a un lado. Toma un tazón pequeño. Mezcle mayonesa, azúcar y rábano picante hasta que el azúcar se derrita y forme una mezcla suave. Vierte la vinagreta sobre las verduras y mezcla bien. Refrigere durante 1-2 horas. Sirva como fresco.

¡Disfrutar!

Ensalada De Guisantes Dulces Y Pasta

Ingredientes

1 taza de macarrones

2 tazas de guisantes verdes congelados

3 huevos

3 cebollas verdes, picadas

2 tallos de apio, picados

¼ de taza de aderezo ranch

1 taza azucar blanca

2 cucharadas. vinagre de vino blanco

2 pepinillos dulces

1 taza de queso cheddar rallado

¼ Pimienta negra recién molida

Método

Cuece la pasta en agua hirviendo. Añade una pizca de sal. Una vez terminado, enjuágalo con agua fría y escúrrelo. Coge un cazo y llénalo con agua fría. Agrega los huevos y lleva a ebullición. Retirar del fuego y tapar. Deje reposar los huevos en agua tibia durante 10 a 15 minutos. Retira los huevos del agua tibia y déjalos enfriar. Pelar la piel y picar. Tome un tazón pequeño y mezcle el aderezo, el vinagre y el azúcar. Batir bien y sazonar con sal y pimienta negra recién molida. Mezclar pasta, huevos, verduras y queso. Vierta la vinagreta y mezcle. Sirva como fresco.

¡Disfrutar!

Ensalada de pimientos de colores

Ingredientes

1 pimiento verde, cortado en juliana

1 pimiento amarillo dulce, cortado en juliana

1 pimiento rojo dulce, cortado en juliana

1 pimiento morado, cortado en juliana

1 cebolla morada, cortada en juliana

1/3 taza de vinagre

¼ de taza de aceite de canola

1 cucharada. Azúcar

1 cucharada. Albahaca fresca picada

vs. La sal

Una pizca de pimienta

Método

Tome un tazón grande y combine todos los pimientos y revuelva bien. Agrega la cebolla y mezcla nuevamente. Coge otro bol y mezcla el resto de los ingredientes y bate la mezcla vigorosamente. Vierta la vinagreta sobre la mezcla de pimiento y cebolla. Mezclar bien para cubrir las verduras. Tapa la mezcla y ponla en el frigorífico durante la noche. Sirva como fresco.

¡Disfrutar!

Ensalada de pollo, tomates secos y piñones con queso

Ingredientes

1 barra de pan italiano, cortado en cubos

8 tiras de pollo asado

½ taza de piñones

1 taza de tomates secados al sol

4 cebollas verdes cortadas en trozos de 1/2 pulgada

2 paquetes de ensalada verde mixta

3 cucharadas aceite de oliva virgen extra

½ cucharadita La sal

½ cucharadita pimienta negra recién molida

1 taza Polvo de ajo

8 onzas de queso feta, desmenuzado

1 taza de vinagreta balsámica

Método

Mezcla pan italiano y aceite de oliva. Condimente con sal, ajo en polvo y sal. Coloque la mezcla en una sola capa en una fuente para hornear engrasada de 9x13 pulgadas. Colóquelo en la parrilla precalentada y ase hasta que se dore y se tueste. Sácalo y déjalo enfriar. En una bandeja para hornear, forre los piñones, colóquelos en la rejilla inferior del horno asador y tuéstelos bien. En un tazón pequeño, toma agua caliente y remoja los tomates secados al sol hasta que estén suaves. Cortar los tomates. En una ensaladera, mezcle todos los vegetales verdes; agrega los tomates, los piñones, los picatostes, el pollo asado, la vinagreta y el queso. Mezclar bien. Atender.

¡Disfrutar!

Ensalada de tomate y mozarella

Ingredientes

¼ de taza de vinagre de vino tinto

1 diente de ajo, picado

2/3 taza de aceite de oliva

1 litro de tomates cherry, cortados por la mitad

1 ½ tazas de queso mozzarella semidescremado en cubitos

¼ taza de cebolla picada

3 cucharadas Albahaca fresca picada

Pimienta al gusto

½ cucharadita La sal

Método

Toma un tazón pequeño. Agrega el vinagre, el ajo picado, la sal y la pimienta y revuelve hasta que la sal se disuelva. Agrega el aceite y bate la mezcla hasta que quede suave. En un bol grande añade los tomates, el queso, la cebolla, la albahaca y mezcla con mano suave. Agrega la vinagreta y mezcla bien. Tapa el bol y colócalo en el frigorífico durante 1 a 2 horas. Revuelva de vez en cuando. Sirva como fresco.

¡Disfrutar!

Ensalada picante de calabacín

Ingredientes

1 ½ cucharada. semillas de sésamo

¼ taza de caldo de pollo

3 cucharadas Pasta de miso

2 cucharadas. Salsa de soja

1 cucharada. Vinagre de arroz

1 cucharada. Jugo de lima

½ cucharadita salsa de chile tailandés

2 cucharadas. azúcar morena

½ taza de cebollas verdes picadas

¼ de taza de cilantro picado

6 calabacines cortados en juliana

2 hojas de Nori cortadas en rodajas finas

2 cucharadas. Almendras fileteadas

Método

Pon las semillas de sésamo en una cacerola y colócalas a fuego medio. Cocine por 5 minutos. Revuelva continuamente. Asarlo ligeramente. Combine el caldo de pollo, la salsa de soja, la pasta de miso, el vinagre de arroz, el jugo de limón, el azúcar moreno, la salsa picante, las cebollas verdes y el cilantro en un tazón y bata. En una ensaladera grande, mezcle el calabacín y la vinagreta para cubrir uniformemente. Adorne los calabacines con semillas de sésamo tostadas, almendras y nori. Servir inmediatamente.

¡Disfrutar!

Ensalada de tomate y espárragos

Ingredientes

1 libra de espárragos frescos, cortados en trozos de 1 pulgada

4 tomates, cortados en cuartos

3 tazas de champiñones frescos, rebanados

1 pimiento verde, cortado en juliana

¼ taza de aceite vegetal

2 cucharadas. Vinagre de sidra

1 diente de ajo, picado

1 taza Estragón seco

vs. Salsa picante

vs. La sal

vs. Pimienta

Método

En una cacerola, toma una pequeña cantidad de agua y cocina los espárragos hasta que estén crujientes y tiernos, aproximadamente de 4 a 5 minutos. Escurrir y reservar. En una ensaladera grande, mezcle los champiñones con los tomates y el pimiento verde. Mezcla los demás ingredientes restantes en otro bol. Mezclar la mezcla de verduras con la vinagreta. Mezclar bien, tapar y guardar en el frigorífico de 2 a 3 horas. Atender.

¡Disfrutar!

Ensalada de pepino con menta, cebolla y tomate

Ingredientes

2 pepinos, cortados por la mitad a lo largo, sin semillas y en rodajas

2/3 tazas de cebolla morada picada en trozos grandes

3 tomates, sin semillas y picados en trozos grandes

½ taza de hojas de menta fresca picadas

1/3 taza de vinagre de vino tinto

1 cucharada. edulcorante granulado sin calorías

1 taza La sal

3 cucharadas Aceite de oliva

Una pizca de pimienta

Sal al gusto

Método

Combine los pepinos, el edulcorante granulado, el vinagre y la sal en un tazón grande. Déjalo en remojo. Se debe dejar marinar a temperatura ambiente durante al menos 1 hora. De vez en cuando, revuelve la mezcla. Agrega los tomates, la cebolla y la menta fresca picada. Mezclar bien. Agregue aceite a la mezcla de pepino. Mezcle para cubrir uniformemente. Añadir sal y pimienta al gusto. Sirva como fresco.

¡Disfrutar!

Adas Salatas

(ensalada de lentejas turcas)

Ingredientes:

2 tazas de lentejas, limpias

4 tazas de agua

¼ taza de aceite de oliva

1 cebolla, rebanada

2-3 dientes de ajo, rebanados

2 cucharadas. Comino en polvo

1-2 limones, solo jugo

1 manojo de perejil, rebanado

Sal y potencia al gusto.

2 tomates cortados en cuartos (opcional)

2 huevos duros y cortados en cuartos (opcional)

Aceitunas negras, opcional

¼ de taza de queso feta lácteo, opcional, desmenuzado o en rodajas

Método

Agrega los frijoles y el agua a una olla grande y deja hervir a fuego medio-alto. Reduzca el fuego, asegure y cocine hasta que esté listo. No cocine demasiado. Escurrir y lavar en agua fría. Calienta el aceite de oliva en una sartén a fuego medio. Agregue la cebolla morada y saltee hasta que esté clara. Agrega los dientes de ajo y el comino y sofríe durante 1 o 2 minutos más. Coloca los frijoles en un plato grande y agrega la cebolla morada, los tomates y los huevos. Agrega el jugo de limón, el perejil, el alza y la sal. Sirva frío cubierto con queso.

¡Disfrutar!

Ajvar

Ingredientes:

3 berenjenas medianas, cortadas por la mitad a lo largo

6-8 pimientos rojos

½ taza de aceite de oliva

3 cucharadas Vinagre o jugo de naranja fresco y limpio.

2-3 dientes de ajo, rebanados

Sal y potencia al gusto.

Método

Precaliente el horno a 475 grados F. Coloque las berenjenas con el lado cortado hacia abajo en una bandeja para hornear cuidadosamente engrasada y hornee hasta que los estilos se ennegrezcan y las berenjenas estén cocidas, aproximadamente 20 minutos. Retirar a un plato grande y tapar al vapor durante unos minutos. Coloque los pimientos en la bandeja para hornear y hornee, volteándolos, hasta que la piel se ennegrezca y los pimientos estén tiernos, unos 20 minutos más. Retirar a otro plato y tapar al vapor durante unos minutos. Una vez que las verduras limpias se hayan enfriado, retira la pulpa de la berenjena en un plato grande o en una licuadora, desechando las partes restantes. Corta los pimientos y añádelos a las berenjenas. Use un machacador de papas para triturar las berenjenas y los pimientos hasta que quede suave, pero aún un poco grueso. Si usa una batidora, bata la combinación hasta obtener la estructura deseada.

¡Disfrutar!

Bakdoonsiyyeh

Ingredientes:

2 manojos de perejil italiano, rebanado

¾ taza de tahini

¼ taza de jugo de limón

Sal al gusto

El agua

Método

Batir el tahini, el jugo de naranja fresco cargado y la sal en un tazón hasta que quede suave. Agrega una cucharada. o dos de agua según sea necesario para hacer un apósito denso. Sazone como desee. Agrega el perejil picado y mezcla. Servir inmediatamente.

¡Disfrutar!

Causa Rellena

Ingredientes:

2 libras de apio dorado Yukon

½ taza de aceite

¼ de taza de jugo de lima o naranja fresco y limpio

2-3 chiles amarillos, opcional

Sal y potencia al gusto.

2 tazas de relleno

2-3 huevos duros, en rodajas

6-8 aceitunas negras deshuesadas

Método:

Coloca el apio en una olla grande con agua con sal. Llevar a ebullición y cocinar el apio hasta que esté tierno y listo. Dejar de lado. Pasar el apio por un machacador de patatas o triturarlo con un machacador de patatas hasta que quede suave. Mezcle aceite, aumento (si lo usa), mineral de calcio o jugo de naranja recién cargado y sal al gusto. Forrar un plato de lasaña. Extienda un 50% de apio en el fondo del plato y alíselo. Distribuye tu relleno favorito de la misma forma sobre el apio. Distribuya el apio restante de la misma forma sobre el relleno. Coloque un plato de ofrenda boca abajo encima del plato de causa. Con ambas manos, voltea el plato una y otra vez, permitiendo que la causa caiga sobre el plato. Decorar la causa con el huevo duro y las aceitunas y, si se desea, especias. Cortar en secciones y proporcionar.

¡Disfrutar!

Curtido

Ingredientes:

½ cabeza de repollo

1 zanahoria, pelada y rallada

1 taza de frijoles

4 tazas de agua hirviendo

3 cebollas verdes en rodajas

½ taza de vinagre de manzana blanco

½ taza de agua

1 impulso de chile jalapeño o serrano

½ cucharadita La sal

Método

Coloque las verduras y los frijoles en un plato grande resistente al calor. Agrega el agua caliente al plato para cubrir las verduras y los frijoles y deja reposar durante unos 5 minutos. Escurrir en un colador, exprimiendo la mayor cantidad de líquido posible. Regrese las verduras y los frijoles al plato y mezcle con el resto de los ingredientes. Dejar reposar en el frigorífico unas horas. Sirva como fresco.

¡Disfrutar!

Gado Gado

Ingredientes

1 taza de judías verdes, hervidas

2 zanahorias, peladas y cortadas en rodajas

1 taza de judías verdes, cortadas en medidas de 2 pulgadas, cocidas al vapor

2 patatas, peladas, hervidas y cortadas en rodajas

2 tazas de lechuga romana

1 Pepinos, pelados y cortados en rodajas

2-3 tomates, cortados en cuartos

2-3 huevos duros, cortados en cuartos

10-12 Krupuk, galletas de camarones

Salsa de maní

Método

Combine todos los ingredientes excepto la lechuga romana y mezcle bien.

Sirve la ensalada sobre una cama de lechuga romana.

¡Disfrutar!

Hobak Namul

Ingredientes

3 Hobak o calabacín triturado, cortado en medias lunas

2-3 dientes de ajo, picados

1 taza Azúcar

La sal

3 cucharadas marinada de soja

2 cucharadas. aceite de sésamo tostado

Método

Pon a hervir una olla con agua a fuego medio-alto. Agrega el queso triturado y cocina durante aproximadamente 1 minuto. Escurrir y lavar en agua fría. Escurrir nuevamente. Combine todos los ingredientes y mezcle bien. Sirva caliente con una selección de guarniciones japonesas y un plato principal.

¡Disfrutar!

Horiatiki Salata

Ingredientes

3-4 tomates sin semillas y picados

1 pepino, pelado, sin semillas y picado

1 cebolla morada, en rodajas

½ taza de aceitunas Kalamata

½ taza de queso feta, picado o desmenuzado

½ taza de aceite de oliva

¼ de taza de vinagre de manzana

1-2 dientes de ajo, picados

1 taza Orégano

Sal y especias al gusto

Método

Combine verduras frescas, aceitunas y productos lácteos en un plato grande no reactivo. En otro plato mezclar el aceite de oliva, el vinagre de sidra, los dientes de ajo, el orégano, sazonar y añadir sal. Vierte la vinagreta en el plato con las verduras frescas y mezcla. Dejar marinar media hora y servir caliente.

¡Disfrutar!

Kartoffelsalat

(Ensalada Alemana De Camote)

Ingredientes

2 libras de manzanas

¾ taza de sopa caliente de carne o aves

1 cebolla, picada

1/3 taza de aceite

taza de vinagre

2 cucharadas. Mostaza marrón o Dijon

1 cucharada. Azúcar

Sal y especias al gusto

1-2 cucharadas Cebollino o perejil, picado, opcional

Método

Coloque las manzanas en una cacerola grande y agregue suficiente agua para cubrirlas unos centímetros o dos. Colocar a fuego medio-alto y llevar a ebullición. Reduzca el fuego a bajo y continúe cocinando al vapor hasta que las manzanas estén bien cocidas y un cuchillo las atraviese fácilmente. Filtrar y refrigerar. Corta las manzanas en cuartos. Mezcle todos los ingredientes y mezcle bien. Ajuste el plato al gusto y sírvalo caliente, a 70 grados para obtener el mejor sabor.

¡Disfrutar!

Kvashenaya Kapusta Provansal

Ingredientes

2 libras de chucrut

1 manzana, sin corazón y picada

1-2 zanahorias, peladas y ralladas

4-6 cebollas verdes, picadas

1-2 cucharadas Azúcar

½ taza de aceite de oliva

Método

Agregue todos los ingredientes a un tazón grande y mezcle bien. Ajuste la sazón al gusto y sirva frío.

¡Disfrutar!

Ensalada De Pollo Waldorf

Ingredientes:

Sal y pimienta

4.6 a 8 onzas de pechugas de ave deshuesadas y sin piel, de no más de 1 pulgada de ancho, pesadas y recortadas

½ taza de mayonesa

2 cucharadas. zumo de limón

1 taza Mostaza de Dijon

½ cucharadita semillas de hinojo molidas

2 jaulas de costillas de apio, en rodajas

1 chalota, picada

1 Granny Smith pelada, sin corazón, partida por la mitad y cortada en trozos de ¼ de pulgada

1/2 taza de nueces picadas

1 cucharada. estragón fresco en rodajas

1 taza tomillo fresco en rodajas

Método

Disuelva 2 cucharadas. sal en 6 tazas de agua fría en una cacerola. Sumerge las aves en agua. Calienta la sartén sobre agua tibia a 170 grados centígrados. Apagar el fuego y dejar reposar 15 minutos. Regrese las aves a un plato forrado con papel absorbente. Refrigere hasta que el ave se enfríe, aproximadamente media hora. Mientras el ave se enfría, combine la mayonesa, el jugo de limón, la mostaza, el hinojo molido y ¼ de cucharadita. refuerzo juntos en un plato grande. Seque las aves con bizcochos y córtelas en trozos de ½ pulgada. Regrese el ave al plato con la mezcla de mayonesa. Agrega la avena, la chalota, el jugo de manzana, las nueces, el estragón y el tomillo; revuelve para combinar. Sazone con impulso y agregue sal al gusto. Atender.

¡Disfrutar!

Ensalada de lentejas con aceitunas, excelente y queso feta.

Ingredientes:

1 taza de frijoles, recogidos y enjuagados

Sal y pimienta

6 tazas de agua

2 tazas de caldo de pollo bajo en sodio

5 dientes de ajo, ligeramente machacados y pelados

1 hoja de laurel

5 cucharadas aceite de oliva virgen extra

3 cucharadas vinagre de vino blanco

½ taza de aceitunas Kalamata cortadas en rodajas grandes

½ taza de excelentes resultados frescos, picados

1 chalota grande, picada

¼ de taza de queso feta desmenuzado

Método

Remoje los frijoles en 4 tazas de agua caliente con 1 cucharadita. sal en él. Escurrir bien. En una cacerola, combine los frijoles, el agua restante, el caldo, el ajo, las hojas de laurel y la sal y cocine hasta que los frijoles se ablanden. Escurrir y desechar el ajo y las hojas de laurel. En un bol, combine con el resto de los ingredientes y mezcle bien. Sirva cubierto con un poco de queso feta.

¡Disfrutar!

Ensalada tailandesa con ternera a la parrilla

Ingredientes:

1 taza pimenton

1 taza Ají picante

1 cucharada. arroz blanco

3 cucharadas jugo de mineral de calcio, 2 limas

2 cucharadas. salsa de pescado

2 cucharadas. el agua

½ cucharadita azúcar

1.1 ½ libras de harina para faldas, recortada

Aumentar la sal y el blanco, molido grueso

4 chalotes, en rodajas finas

1 ½ tazas de excelentes resultados, frescas, desmenuzadas

1 ½ tazas de hojas de cilantro fresco

1 chile tailandés, pelado y cortado en rodajas finas

1 pepino inglés sin semillas, cortado en rodajas de 1/4 de pulgada de ancho en ángulo

Método

Ase las faldas a fuego alto hasta que estén medio cocidas. Reservar para descansar. Cortar en trozos pequeños. En un tazón, combine todos los ingredientes y mezcle bien hasta que se combinen. Servir inmediatamente.

¡Disfrutar!

ensalada americana

Ingredientes

1 col lombarda pequeña, picada

1 zanahoria grande, rallada

1 manzana, sin corazón y picada

Jugo de al menos 50 % de lima.

25 uvas blancas sin semillas, en rodajas

1/2 taza de nueces picadas

3/4 taza de pasas, las pasas doradas se ven mejor, pero prefiero las pasas normales por su sabor

1/2 cebolla blanca, picada

4 cucharadas Mayonesa

Método

En el orden indicado, agregue todos los elementos a un plato grande.

Mezclar bien después de agregar el jugo de lima a todo el contenido.

¡Disfrutar!

www.ingramcontent.com/pod-product-compliance
Lightning Source LLC
Chambersburg PA
CBHW070424120526
44590CB00014B/1521